CONTRIBUTION

A LA

PATHOLOGIE CHIRURGICALE

DU

STERNO-MASTOÏDIEN

PAR

Dieudonné TRAISNEL,
Docteur en médecine de la Faculté de Paris,
Ancien externe des hôpitaux de Paris,
Médaille de bronze de l'Assistance publique.

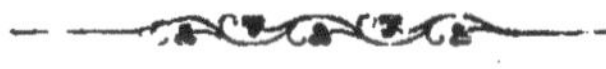

PARIS
A. PARENT, IMPRIMEUR DE LA FACULTÉ DE MÉDECINE
RUE MONSIEUR-LE-PRINCE, 31.

1876

CONTRIBUTION

A LA

PATHOLOGIE CHIRURGICALE

DU

STERNO-MASTOIDIEN

PAR

Dieudonné TRAISNEL,
Docteur en médecine de la Faculté de Paris,
Ancien externe des hôpitaux de Paris,
Médaille de bronze de l'Assistance publique.

PARIS
A. PARENT, IMPRIMEUR DE LA FACULTÉ DE MÉDECINE
RUE MONSIEUR-LE-PRINCE, 31.

1876

A MON PERE, A MA MÈRE

Faible temoignage de reconnaissance.

A MES FRÈRES, A MES SOEURS

A MES PARENTS

A MES AMIS

A MON PRÉSIDENT DE THÈSE

M. LE PROFESSEUR LE FORT

A M. DUPLAY

Professeur agrégé, chirurgien des hôpitaux

CONTRIBUTION

A

LA PATHOLOGIE CHIRURGICALE

DU

STERNO-MASTOÏDIEN

INTRODUCTION.

Les maladies chirurgicales du sterno-cléido-mastoidien ont eté signalées depuis longtemps dans les recueils et les journaux scientifiques Mais jusqu à présent aucun auteur n'avait pensé à réunir, a condenser le résultat des observations, a faire la pathologie de ce muscle. Cependant les rapports importants du sterno-cléido-mastoidien avec les vaisseaux et nerfs du cou, avec les organes respiratoires font pressentir l'importance de l'étude de ses lésions. Nous nous sommes donc proposé de réunir les observations qui ont été publiées sur ce sujet, d'y joindre celles qui nous sont personnelles et de les etudier dans notre thèse inaugurale. Nous ne parlerons point de toutes les maladies du sterno-cléido-mastoïdien, mais seulement des plus communes, et nous laisserons également ce qui ne se rapporte pas uniquement au sterno-mastoïdien. Le torticolis, qui peut être produit par une altération des autres muscles du cou des vertèbres cervicales, qui peut être sous l'influence d'une lésion nerveuse, ne sera donc point étudié dans ce travail.

Nous avons divisé notre sujet en trois chapitres. Dans le premier nous etudierons les lésions traumatiques : ruptures sous-cutanées et plaies du sterno-cléido-mastoïdien. Le second sera consacré à la myosite sterno-cléido-mastoïdienne. Enfin dans le troisième chapitre, nous parlerons de deux espèces de tumeurs du sterno-cléido-mastoïdien. La première espèce est une manifestation de la syphilis constitutionnelle, une gomme du sterno-cléido-mastoïdien. La seconde, que l'on observe chez les enfants nouveau-nés, nous paraît être liée au travail de l'accouchement.

CHAPITRE PREMIER

LÉSIONS TRAUMATIQUES DU STERNO-CLÉIDO-MASTOÏDIEN

§ 1. — *Ruptures sous-cutanées.*

Les ruptures sous-cutanees du sterno-cléido-mastoïdien peuvent être complètes ou incomplètes. Les premières, si elles existent, doivent être très-rares, nous n'en avons point trouvé d'exemple. Aussi nous bornerons-nous a étudier les ruptures incompletes.

Observation I

Rupture sous-cutanee du sterno-cleido-mastoidien (Cavalier) (1)

Un homme qui traversait pendant la nuit un grand ruisseau, sur des pierres chancelantes, fit un faux pas et tomba dans l'eau sur le côte L'effort qu'il fit dans les muscles du cou, pour eviter de mouiller sa tête, fut si grand qu'il ressentit une tres vive douleur au côte oppose a sa chute et vers l'insertion superieure du muscle sterno-mastoidien Il survint douleur, gonflement, tension à toute cette partie, et malgre l'usage des saignees, des embrocations, des vulneraires et le regime qu'il suivit pendant pres d'un an, il a conserve non-seulement un leger torticolis, mais encore une douleur assez aigue toutes les fois qu'il voulait tourner la tête ou qu'on lui touchait la partie malade. Le torticolis et la douleur ont enfin cede a l'emploi des bains et des fomentations emollientes, il ne lui est reste qu'un gonflement peu marque et une legere douleur dans les changements de temps

Observation II

Un soldat tombe dans le fosse qui se trouve devant l'Hotel des Invalides, fit un tel effort pour conserver l equilibre et eviter sa chute, qu'un des muscles sterno mastoidiens devint gonfle, douloureux dans toute son etendue, mais principalement dans sa partie superieure La tete etait inclinee vers l attache du muscle contracte, mais, a raison de l'obliquite de ce muscle, elle se trouvait un peu contournee. La douleur et le gonflement disparurent, mais le torticolis deux ans apres etait reste le meme.

Mécanisme. — Les ruptures ne se produisent pas dans les contractions simultanées et régulières des deux sterno-mastoidiens ; lorsque, par exemple, sous l'imminence d'une chute en arrière, on ramene

(1) Journal general de médecine, t 54.

vivement en avant la tête et toute la partie supérieure du corps, mais elles se produisent dans la contraction isolée d'un seul muscle : dans le cas de chute sur le côté où pour protéger la tête, on l'incline instinctivement et violemment vers le côté opposé. Alors en effet le sterno-mastoïdien doit lutter contre son congénère, contre tous les muscles du cou qui produisent l'inclinaison laterale de la tête et aussi contre le poids de la tête. Bientôt ses fibres charnues se fatiguent, et, devenues passives, elles se distendent et se laissent dechirer

Symptômes. — Le premier symptôme qui annonce une rupture du sterno-mastoïdien est une douleur aigue, instantanée, siégeant au niveau de la lesion, et que les malades comparent à un coup de fouet, à un coup de bâton ou de pierre. Elle augmente par la pression, la contraction ou l'allongement du sterno-mastoïdien l'exaspère également, tandis que le repos et le relâchement du muscle la diminuent ou même la font disparaître. Aussi les malades, faisant agir les muscles synergiques du sterno-mastoïdien, inclinent la tête du côté blessé et tournent en même temps la face du côté opposé. Les mouvements de flexion et de rotation de la tête sont impossibles.

Peut-être pourrait-on observer au niveau de la rupture, une depression variable augmentant pendant l'extension et diminuant pendant le relâchement du muscle, mais ce signe n'est point signale dans les deux observations que nous avons rapportées On a observé de la tension et du gonflement dus sans doute à l'épanchement sanguin et à une légère inflammation.

Les ruptures du sterno-mastoïdien se terminent favorablement; mais il peut en résulter une infirmité désagréable, un torticolis quelquefois passager mais qui peut aussi devenir permanent. Le malade de notre seconde observation n'en était pas encore débarrassé deux ans après sa chute. Le pronostic doit donc être réservé sur ce point.

Traitement — Le traitement consiste à placer le sterno-mastoïdien blessé dans le relâchement pour diminuer la douleur et pour favoriser la guérison en rapprochant les lèvres de la division. Une plaque en gutta-percha moulée sur le côté opposé du cou et maintenant la tête inclinée, nous paraît bien répondre à cette indication. En même temps on pourra recourir aux émollients, aux frictions avec l'onguent napolitains belladone.

§ 2. — *Plaies du sterno-mastoïdien.*

Les plaies du sterno-mastoïdien ne sont pas très-rares, surtout celles qui sont produites par instruments tranchants. Dans les suicides par plaies du cou, le patient, inclinant fortement la tête en arrière, fait saillir la partie antérieure du cou et en même temps les deux sterno-mastoïdiens, aussi ces muscles sont-ils divisés. Mais la lésion des vaisseaux du cou qui amène rapidement la mort ne permet point d'étudier les suites de la section des sterno-mastoïdiens. Lorsque les vaisseaux ne sont point atteints, et cela arrive lorsque la plaie est peu profonde, le bord antérieur seul des muscles est divisé et cette blessure n'entraîne aucun symptôme particulier. Dans les plaies du cou par armes à feu, qui intéressent un sterno-mastoïdien, il est rare que les carotides ou la jugulaire interne ne soient pas atteintes. Cependant nous avons trouvé dans l'histoire médico-chirurgicale de la guerre d'Amérique (1), un cas de blessure isolée du sterno-mastoïdien. Voici cette observation.

Observation III.

X. , âge de 40 ans, fut blessé le 17 juillet par une balle conique, qui entra juste au milieu du sterno-mastoïdien, et sortit au niveau de la sixième vertèbre cervicale Des cataplasmes de farine de lin furent appliqués sur la plaie Le malade est soumis a une médication tonique et stimulante Le 25 août, un morceau de la balle est enlevé par l'ouverture postérieure de la plaie. Le malade, avant cette opération, avait des sueurs nocturnes et s'anemiait Le 20 octobre, le malade est guéri et n'a conservé que de la raideur du cou.

Symptômes. — Lorsqu'une blessure de la partie latérale du cou a intéressé le sterno-mastoïdien dans toute son épaisseur, il se produit à ce niveau une dépression considérable, dépression due à l'écartement des bouts divisés du muscle. L'écartement et par suite la dépression augmentent lorsqu'on incline la tête du côté opposé à la plaie ou qu'on lui fait éprouver un mouvement de rotation vers le côté blessé,

(1 Medical and Surgical hystory of the rebellion (Surgical part) t I, p. 405.

c'est-à-dire lorsqu'on place le muscle dans l'extension. La dépression diminue au contraire, quand on met le muscle dans le relâchement et qu'on rapproche ainsi les bouts divisés du sterno-mastoïdien.

La tête peut être déviée, mais elle ne l'est pas nécessairement d'une manière permanente. Dans un cas relaté par Stromeyer, où le sterno-mastoïdien avait été complètement sectionné, la tête restait droite tant que le malade ne faisait pas de mouvement; mais dès qu'il essayait de mouvoir la tête, celle-ci s'abattait du côté opposé à la section avec une rapidité comparée à celle de la lame d'un couteau de poche qu'on vient à fermer.

Pendant le repos, la tête tend évidemment à être entraînée vers le sterno-mastoïdien intact, de toute la force que possède ce muscle, mais cette force est peu considérable et peut être annulée par une action exagérée des muscles du cou du côté malade. Supposez que le patient vienne à faire un mouvement, l'équilibre de la tête sera rompu et les muscles du côté blessé auront à lutter et contre le sterno-mastoïdien intact et contre le poids de la tête. C'est là, à notre avis, qu'il faut chercher l'explication de cette rectitude pendant le repos et de cette déviation pendant les mouvements.

Les mouvements auxquels préside le sterno-mastoïdien sont difficiles, sinon impossibles.

La terminaison des plaies du sterno-mastoïdien est favorable, le malade de notre observation était guéri en un mois et demi. Mais le tissu musculaire ne se reproduit pas, il se dépose entre les surfaces de la division une lymphe plastique qui s'organise peu à peu, se change en tissu cellulaire, s'unit à celui qui occupe les intervalles des faisceaux charnus, devient fibreux et forme ainsi une cicatrice solide et résistante, analogue aux intersections tendineuses du muscle droit de l'abdomen. Lorsque l'écartement a été peu considérable, les fonctions du muscle peuvent se rétablir complètement, mais généralement il en résulte une raideur du cou, un véritable torticolis. Stromeyer pense que cette gêne des mouvements est passagère « Les blessures isolées d'un des muscles du cou ne produisent jamais d'obliquité incurable ; après elles, la tête se redresse toujours » (1). Cependant nous pouvons opposer à ce pronostic bénin le fait que nous avons tiré de l'histoire médico-chirurgicale de la guerre d'Amérique et dans lequel un torticolis permanent a succédé à une plaie par arme à feu du muscle sterno-mastoïdien.

Traitement. La première indication thérapeutique est évidemment de rapprocher les bouts divisés du sterno-mastoïdien pour favoriser leur cicatrisation. Une plaque de gutta-percha moulée sur le côté du cou opposé à la blessure et maintenant la tête inclinée du côté blessé, nous semble le meilleur appareil. Nous rejetons la suture En même temps que l'immobilisation, il faudra employer tous les moyens propres à empêcher ou à calmer l'inflammation.

Mais il est un point sur lequel nous devons insis-

(1) Maximen der Kriegsheilkunde, p 423

ter, c'est sur la necessite de ne point trop prolonger l'attitude de la tête vers le côté blesse Il pourrait en résulter après la guérison, un raccourcissement du muscle, une rétraction permanente qui augmenterait considérablement la gêne des mouvements. Lorsque la cicatrisation sera complete, il faudra lutter par des douches, des massages par l'électrisation contre cette tendance que possedera la tête à conserver une inclinaison vers le côte blesse

CHAPITRE II.

MYOSITE STERNO-CLÉIDO-MASTOIDIENNE.

Observation I (Personnelle)

Myosite sterno-mastoidienne du côte droit, non suppuree

Louis D.., âge de 28 ans, est commis-voyageur Le 18 aout 1875, se trouvant en voyage, il dut passer la nuit en chemin de fer Place pres de la portiere, il abaissa la glace pour se procurer un peu de fraîcheur, s'endormit et reçut ainsi pendant deux ou trois heures un courant d'air assez froid sur le cote droit de la face et du cou. A son reveil, il éprouva dans le cote droit du cou une douleur vive et s aperçut en meme temps que la tete etait legerement inclinee à droite et la face tournee vers le cote gauche. Il ne se preoccupa point tout d'abord, attribuant la douleur et la deviation de la tete a une fausse position qu'il aurait prise pendant son sommeil Il continua a s'occuper de ses affaires : mais le lendemain et le surlendemain la douleur, loin de diminuer, ne fit que s'augmenter. La tete se pencha de plus en plus a droite, tandis que la face tournait a gauche En meme temps il remarqua une tumefaction sur le cote droit du cou Effraye de son etat, D... appelle un medecin et voici ce que celui-ci remarqua.

22 août. Il existe sur la partie antéro-latérale droite du cou une tuméfaction assez notable qui s'étend de l'apophyse mastoïde à deux travers de doigt au-dessus de la clavicule, et qui suit exactement la direction du muscle sterno-mastoïdien. Cette tuméfaction est surtout très-apparente au niveau de la partie moyenne du muscle. Lorsque l'on penche la tête du côté malade, de façon à mettre le sterno-mastoïdien dans le relâchement et qu'en même temps on saisit la tumeur entre deux doigts, on sent que celle-ci est un peu mobile. Quand au contraire on tente de redresser la tête, la tumeur s'immobilise : d'où il est permis de conclure que la lésion siége dans le sterno-mastoïdien.

Au palper on sent une tumeur résistante, dure, d'une dureté presque cartilagineuse. Il n'existe pas d'empâtement. La douleur qui a été en augmentant depuis le début de la maladie, est aujourd'hui assez vive. Elle existe spontanément et elle est accrue par la pression et par les mouvements, soit communiqués, soit spontanés. On peut la délimiter par la pression, et on constate qu'elle est parfaitement limitée au sterno-mastoïdien. La peau peut encore être soulevée au niveau de la partie malade. La chaleur locale est peu augmentée, et la peau est à peine plus rouge que sur les partie voisines. Le malade a un peu de fièvre et la langue est blanche.

Comme traitement, on prescrit deux verres d'eau de Sedlitz, douze sangsues sur la partie malade et des cataplasmes que l'on renouvellera trois ou quatre fois par jour.

Le 24. La tuméfaction a un peu augmenté, la douleur est toujours vive et la tête s'incline de plus en plus à droite, tandis que la face se tourne davantage à gauche. La peau est adhérente aux parties profondes. Cataplasmes et onctions avec l'onguent napolitain belladoné.

Le 27. On constate de l'empâtement, mais pas de fluctuation. La chaleur et la rougeur ont augmenté.

Le 28. Même état que la veille, même traitement.

Le 30. Le muscle est moins dur, moins douloureux. La tuméfaction a diminué à la partie supérieure et à la partie inférieure et tend à se localiser vers la partie moyenne. L'empâtement a diminue, la chaleur locale est moins vive, et les teguments sont moins rouges La crainte de la suppuration s eloigne, on continue les cataplasmes et les onctions mercurielles.

Du 31 août au 4 septembre le mieux s accentue.

Le 4 On constate que l'empâtement a presque completement disparu Les parties superieure et inferieure du muscle sterno-cleido-mastoidien sont a peu pres revenues a leur état normal, mais il existe encore vers la partie moyenne une plaque induree, volumineuse, douloureuse, longue de 6 à 7 centimetres.

Le 15 Le malade peut être considere comme gueri il se leve et se promene, mais la plaque induree de la partie moyenne du muscle sterno-cleido-mastoidien, quoique diminuee de volume, existe toujours. Elle n'est plus douloureuse, ni a la pression, ni dans les mouvements communiques La tête est toujours inclinee a droite et la face tournee du cote gauche Les mouvements spontanes de rotation de la tete sont tres-bornes. Le muscle sterno-mastoidien paraît atrophié.

Le 30. Louis D presente toujours un torticolis du côte droit. Les mouvements ne sont pas recuperes Le muscle sterno-cleido-mastoidien est considerablement atrophie et présente à peine l'epaisseur du petit doigt La plaque induree a diminue de volume, mais elle persiste toujours.

Le malade n'a pas ete revu depuis le 30 octobre 1875.

Observation II

Myosite suppuree du sterno-cleido-mastoidien droit Recuperation complete des mouvements (1).

Zoe B.. , âgee de 21 ans, exerçant la profession de couturiere, entre le 9 mai 1872 a l'Hotel-Dieu de Lyon (service de M. Ollier). Les antecedents de la malade n'offrent aucune particularite, elle raconte cependant avoir eu, il y a quelques annees, des douleurs dans les articulations des membres inferieurs Sa santé etait bonne lorsqu'elle s'apercut, il y a quinze jours, d'un gonflement occu-

(1) Poncet de Lyon, *Gaz des Hopitaux*, 73.

pant la partie laterale droite du cou, en meme temps les mouvements de la tete etaient douloureux, ainsi que la pression sur le trajet du sterno-mastoidien droit Au dire de la malade, le jour meme ou parurent les douleurs, elle etait restee pendant quelque temps exposee a la pluie et n'avait pas eu le soin de changer de vetements. Elle affirme n'avoir fait aucun effort, aucun travail penible, sa profession, du reste, n'exige pas de fortes contractions musculaires.

Depuis quelques jours, les douleurs sont devenues plus vives, le moindre mouvement les exaspere, la tumefaction a de plus notablement augmente. Lorsque la malade entre a l Hotel-Dieu, le debut des accidents remonte deja a quinze jours.

On constate, le long du cote droit du cou, une tumefaction qui, bien que marquee surtout le long du sterno-mastoidien, empiete un peu sur les regions parotidienne et sus-hyodienne. Le gonflement ne paraît pas atteindre les parties profondes, c est-à-dire sous jacentes au sterno mastoidien, qui est augmente de volume et douloureux au toucher, particulierement en bas, au niveau de ses attaches sternale et claviculaire La pression est egalement douloureuse, mais a un degre moindre, au niveau de l'insertion mastoidienne L'empatement occupe le trajet du sterno mastoidien et donne a la region une forme speciale qui frappe le regard, le muscle se dessine sous la peau, et lorsqu'on cherche a l isoler avec les doigts, on sent qu'il est contracture, mais sans avoir toutefois cette durete de la myosite que Velpeau compare a celle du bois

La peau soulevee est d'un rouge mat, la pression provoque de vives douleurs Quant aux mouvements du cou qui, primitivement, etaient tres-douloureux, ils ne le sont presque plus, et la malade peut même incliner la tete sur l'epaule droite en tournan la face du cote oppose sans eprouver de vives douleurs

Du 10 au 15 mai, l'etat local de la malade ne presenta rien de particulier Elle prit, le lendemain de son entree, deux verres d'eau de Sedlitz, plusieurs fois par jour on renouvelait les cataplasmes sur la partie enflammee, recouverte d'onguent mercuriel belladone. Le malade eut de la fievre, et la temperature rectale varia pendant ces quelques jours entre 38° le matin et 40° le soir.

Le 15, la rougeur, qui avait augmente, etait plus marquee a la partie inferieure du muscle M Ollier perçut de la fluctuation. Les mouvements provoquaient beaucoup moins de douleur qu'une pression meme legere On continua les cataplasmes loco dolenti, et le 18 mai, M Ollier accedant a la demande de la malade qui voulait, a tout prix, eviter une cicatrice, fit une ponction avec l'aspiration Dieulafoy, au niveau de l extremite inferieure du muscle, a deux centimetres au-dessus de la clavicule Il en retira un demi-verre de pus Les jours suivants, la malade pressa elle-meme avec la main pour faire sortir le pus par l'ouverture faite par le trocart A ce moment, 21 mai, le muscle paraissait dur, volumineux, son diametre transversal etait augmente La temperature rectale prise matin et soir oscillait entre 38° et 38°5

Le 27, on notait que le tete s inclinait de plus en plus du cote malade, la face se tournant du côte oppose et lorsque la malade quitta l'Hotel-Dieu à la date du 29 mai, le sterno-mastoidien etait reduit de volume, il semblait plus petit que celui du cote oppose, et formait une corde qu'on pouvait facilement isoler precisement a cause de sa retraction Les mouvements etaient difficiles mais non douloureux, quant a la fistule, elle donnait toujours un pus blanc jaunatre Deux jours après son depart, la malade entrait de nouveau a l'Hôtel-Dieu pour une arthrite rhumatismale de l epaule Elle resta un mois a l'hopital, pendant les premiers jours les douleurs articulaires furent tres-vives et firent d'abord craindre une suppuration de l'articulation Des le 2 juin, le trajet fistuleux etait cicatrise On remarquait alors que le sterno-mastoidien malade, facilement isolable, avait subi une atrophie notable et se trouvait moins gros que le sterno-mastoidien oppose, mais quand, le 27 juin, la malade quitta l hopital, on ne trouvait pour ainsi dire plus de traces de la lesion musculaire, a part la cicatrice du trajet fistuleux Le muscle avait repris sa grosseur et sa souplesse Les mouvements de la tete etaient parfaitement libres La malade a ete revue depuis, et les deux sterno-mastoidiens ne presentent aucune difference

Nous avons trouvé, dans la Clinique chirurgicale de Velpeau (1840 et 1841), quatre faits d'inflammation du muscle sterno-mastoïdien, suivie de suppuration.

« Les abcès du sterno-mastoïdien n'ont pas été, je crois, décrits d'une manière spéciale. Nous en avons un en ce moment que vous pouvez observer chez un malade couché au n° 43 de la salle des hommes. Vous lui trouverez de la chaleur, de la tension et du gonflement sur les parties antérieures et latérales du cou ; une tumeur inflammatoire enfin, affectant la forme d'un gros cordon et d'un renflement fusiforme. En cherchant à faire mouvoir cette tumeur, on ébranle le muscle tout entier. Quand l'inflammation se termine par suppuration, elle peut devenir très-abondante, sans que la tumeur cesse de conserver cette forme qui est maintenue par la gaîne fibro-celluleuse du muscle. J'ai traité l'an dernier un étudiant en médecine, d'un abcès de cette espèce qui s'était établi dans la gaîne du sterno-mastoïdien, et cela dans l'espace de dix jours. Quelque temps après, j'en observais un autre à gauche, aussi chez un étudiant en médecine. Un malade reçu à l'hôpital cette année, et qui était affecté d'un abcès pareil, est mort d'une autre maladie que celle-ci, et j'ai saisi cette occasion pour observer les lésions anatomiques qui en résultaient. Je disséquai donc le cou, et je trouvai positivement que l'abcès était dans la gaîne du muscle lui-même, gaîne qui avait servi de limite au mal. »

Etiologie. — La myosite sterno-mastoïdienne,

comme la myosite de tous les autres muscles, peut se rencontrer dans l'infection purulente, la fièvre puerpérale, la morve, le farcin, la fièvre typhoïde, etc. Mais ces altérations musculaires s'effacent devant le trouble général, et il n'est point ici question de cette myosite symptomatique

Le sterno-mastoïdien s'enflamme, soit primitivement, soit par propagation de l'inflammation. Les causes de la myosite sterno-mastoïdienne par propagation sont au nombre de deux : 1° les maladies des amygdales ; 2° celles des ganglions voisins Supposez, en effet, que le tissu cellulaire qui enveloppe les tonsilles vienne à s'enflammer. En raison de la laxité et de l'abondance de ce tissu, le pus se forme promptement · comme, d'autre part, la gaîne fibro celluleuse du muscle sterno-mastoïdien qui touche les amygdales, est très-peu épaisse, et existe même à peine, le pus aura la plus grande tendance à fuser dans cette gaîne et à produire une inflammation du muscle et du tissu cellulo-graisseux qui l'entoure. — Il en est de même à la suite de l'inflammation des ganglions voisins ; l'inflammation du tissu cellulaire qui les enveloppe se propage très-rapidement à celui de la gaîne, et amène un abcès sterno-mastoïdien

Les causes habituelles de la myosite sterno-mastoïdienne primitive sont les plaies, les ruptures, les contusions, l'impression du froid. Dans notre première observation, le malade, dans une nuit passée en chemin de fer, reçut un courant d'air sur le côté droit de la face et du cou.

La malade qui fait le sujet de la seconde observation, resta quelque temps exposée à la pluie, et ne changea pas de vêtements.

Symptomatologie — L'inflammation du muscle sterno mastoïdien se révèle d'abord par une douleur sourde, qui devient de plus en plus intense à mesure que le muscle se tuméfie L'intensité de la douleur croît lentement, et ce n'est, en général, qu'au bout de quelques jours que le malade souffre assez pour consulter le médecin Ainsi, le malade qui fait le sujet de notre première observation, n'a appelé son médecin qu'après quatre jours, et c'est seulement le quinzième jour du début de son mal que la malade de notre seconde observation s'est décidée à entrer à l'hôpital. La pression augmente cette douleur, et permet de la délimiter On trouve alors qu'elle occupe le sterno-mastoïdien, soit en totalité, soit en partie seulement. Les mouvements communiqués et spontanés sont également très-douloureux.

Le symptôme le plus important de la myosite sterno-mastoïdienne, c'est le gonflement. Il se montre en même temps que la douleur. On constate alors, à la partie antero-latérale du cou, suivant la direction du muscle sterno-mastoïdien, une tumeur allongée. tantôt allant de l'apophyse mastoïde à la clavicule, tantôt n'occupant qu'une partie de la longueur du muscle. Très-sensible à l'œil nu, elle l'est encore plus au toucher.

Cette tumeur est rénitente, dure, d'une dureté cartilagineuse ou même ligneuse. Chez la malade dont nous avons parlé dans notre seconde observation, la durete de la tumeur était peu prononcée; nous croyons que l'on doit expliquer ce fait en attribuant la plus grande part de l inflammation à la gaîne cellulaire et au tissu cellulo adipeux, plus ou moins abondant suivant les sujets, qui sépare les deux faisceaux sternal et claviculaire du sterno-mastoïdien. L'induration de la myosite sterno-mastoidienne est a peu près égale partout; cependant, elle peut se manifester par des noyaux laissant entre eux des parties musculaires plus molles ou même présentant leur densite normale. Lorsque l'on incline la tête du malade du côté lésé, mettant ainsi le sterno-mastoidien dans le relâchement, et qu'en même temps on saisit le muscle entre deux doigts, on constate que la tumeur devient plus mobile, le contraire se produit lorsque l'on cherche à redresser la tête

Outre le gonflement primitif dont nous venons de parler, gonflement constant et pour ainsi dire pathognomonique, il en survient un autre, secondaire, indolent et extérieur a la gaîne du sterno-mastoidien. Celui-ci est caracterisé, en outre par l'empâtement, et il conserve sur la peau l'empreinte du doigt qui le comprime. Cet empâtement œdemateux n'est autre chose que l'effet d'une imbibition du tissu cellulaire ambiant par de la serosite exsudee des reseaux vasculaires.

La chaleur locale est generalement peu augmentée, ce n'est que plus tard, lorsque la suppuration s'etablit, qu'elle devient assez vive De tous les symptômes de l inflammation sterno-mastoidienne, l'augmentation de la temperature locale est celui qui cède le plus rapidement, quelle que soit la terminaison : résolution, suppuration ou passage à l'état chronique.

La rougeur est presque nulle, si ce n'est lorsque la peau s'enflamme et s'ulcère pour livrer passage au pus de l'abcès sterno-mastoïdien.

Outre les phénomènes que nous venons de rapporter, le malade, atteint de myosite sterno-mastoïdienne, présente un signe particulier qui frappe au premier abord : nous voulons parler de la déviation de la tête. Le muscle sterno-mastoïdien enflammé se rétracte, et cette rétraction produit le même résultat qu'une contraction physiologique La tête s'incline du côté malade, tandis que la face se tourne vers le côté opposé. Cette déviation est encore augmentee par la tendance du malade à placer son muscle dans le plus grand relâchement possible pour se procurer quelque soulagement. Par suite de la douleur, la tête est immobilisée dans cette position, et ce n'est qu'au prix de vives souffrances qu'on lui imprime quelques mouvements. C'est un phénomène analogue à ce qui se passe dans le psoïtis où la cuisse est placée dans un état de demi-flexion et le pied dans la rotation en dedans.

Nous devons encore mentionner, comme symptôme possible d'une inflammation sterno-mastoïdienne, la gêne de la respiration. Le voisinage du larynx et de la trachee rendent facilement compte de ce fait.

L'affection musculaire que nous décrivons retentit peu sur l'economie, surtout quand il n'y a pas de suppuration La fievre est modérée, le pouls bat 90 à

100 pulsations à la minute. La température ne s'élève guère à plus de 39° le soir. Il y a de la soif, de l'anorexie et de l'insomnie

Terminaison. — Dans les deux observations que nous avons rapportées, la myosite sterno-mastoïdienne s'est terminée une fois par resolution et une fois par suppuration. Il nous est donc impossible d'établir si la suppuration est moins fréquente que la résolution. Toutefois, ce qui se passe dans les autres muscles enflammés, où la suppuration est très-rare, nous permet de penser par analogie que la myosite sterno-mastoïdienne doit se terminer le plus souvent par resolution. Lorsque la suppuration s'empare du sterno-mastoïdien, la collection, quelque abondante qu'elle soit, peut rester limiter à la gaîne du muscle, et l'affection ne présente pas de graves dangers. Il n'en est plus de même lorsque le pus, par suite d'une rupture, s'épanche dans le tissu cellulaire voisin dont les lames, extrêmement minces, favorisent la diffusion du liquide. Il en résulte alors un phlegmon profond du cou avec toutes ses conséquences. La myosite sterno-mastoïdienne peut-elle passer à l'état chronique? Nous n'avons pas trouver d'exemple de cette terminaison.

Pronostic. — Quant au pronostic, les myosites sterno-mastoïdiennes nous semblent devoir être envisagées, et au point de vue des dangers qu'elles entraînent immédiatement, et au point de vue des troubles ultérieurs qu'elles peuvent produire dans le muscle. Le pronostic immédiat est bénin tant que la suppuration ne s'empare pas du sterno-mastoïdien, à moins que la tumeur ne soit très-volumineuse ; dans ce cas, la gêne de la respiration peut être portée jusqu'à la suffocation. Quand la suppuration s'empare du sterno-mastoïdien, deux cas peuvent se présenter : le pus ne fuse pas dans le tissu cellulaire sous-sterno-mastoïdien et se fait jour à l'extérieur, le pronostic est un peu grave, le pus fuse dans le tissu cellulaire sous-sterno-mastoïdien, le pronostic est grave puisqu'il est celui d'un phlegmon profond du cou.

Le pronostic envisagé au point du vue des troubles ultérieurs est généralement sérieux. Cependant, nous voyons, dans notre seconde observation, une malade qui a présenté une suppuration sterno-mastoïdienne et chez qui tous les mouvements se sont rétablis. Ce fait, nous l'expliquons en attribuant la suppuration, non pas au muscle lui-même, mais au tissu cellulaire qui l'entoure et qui sépare ses deux faisceaux sternal et claviculaire Sous ce rapport, cette observation est utile à connaître, puisqu'elle permet d'espérer une terminaison bénigne sous tous les rapports, même dans le cas de suppuration. Malheureusement, il n'en est pas toujours ainsi dans le cas d'abcès du sterno-mastoïdien.

« Une des suites de ces abcès, après leur guérison, consiste dans une raideur et une espèce de raccourcissement du muscle sterno-mastoïdien, résultant de la lésion plus ou moins profonde que les fibres du muscle ont pu éprouver. » (Velpeau.) Lors même que l'inflammation s'est terminée par la résolution, le sterno-mastoïdien ne revient pas toujours à son état normal. Un noyau, une plaque indurée persiste dans le corps du muscle, et le malade de notre première observation en est un exemple. Ce malheureux conservera probablement toute sa vie un torticolis musculaire si une opération chirurgicale ne vient pas rendre sa longueur normale à son sterno-mastoïdien droit.

Diagnostic. — Le siége de la lésion nous semble facile à connaître. La direction de la tumeur qui est celle du sterno-mastoïdien, sa mobilité ou son immobilité suivant ce relâchement ou la tension du muscle, sa dureté cartilagineuse permettront toujours de diagnostiquer une inflammation du sterno-cléido-mastoïdien. Lorsque la suppuration sera établie, on constatera un point fluctuant, entouré d'une dureté ligneuse. La présence des fibres musculaires dans le pus évacué enlèvera tous les doutes.

Traitement. — Une considération doit dominer le traitement de la myosite sterno cléido-mastoïdienne : c'est la lenteur avec laquelle la suppuration s'établit dans les muscles. Tandis que l'on voit le tissu cellulaire enflammé suppurer au bout de trois ou quatre jours dans le phlegmon diffus, de six à huit dans le phlegmon circonscrit, on peut encore obtenir la résolution après douze ou quinze jours dans l'inflammation des muscles. Aussi, le traitement résolutif devra-t-il être énergique et prolongé. Si le sujet est vigoureux, on peut pratiquer une saignée générale, mais la saignée locale au moyen des sangsues est préférable On aura recours aux cataplasmes que l'on renouvellera plusieurs fois par jour. Des que l'etat aigu sera calmé, on emploiera les vesicatoires volants, les pommades résolutives et surtout l'onguent mercuriel recommandé par Schnepf.

Lorsque, malgre le traitement resolutif, le muscle suppure, il ne reste plus qu'à pratiquer une incision ; mais il faut attendre que la fluctuation soit bien manifeste, plus tôt l'incision serait inutile, le pus n'étant pas encore collecté. Toutefois, il ne faut pas trop tarder, car nous avons vu qu'un phlegmon profond du cou peut résulter de la rupture de la gaîne sterno-cléido-mastoidienne.

CHAPITRE III

TUMEURS DU STERNO-MASTOIDIEN

§ 1 — *Tumeurs du sterno-mastoidien chez les nouveau-nes*

Observation 1

Myo-sclerose sterno-mastoidienne chez un enfant Dr Labalbary
Gazette des Hopitaux, 1862

Il y a deux mois, Mme F . , de Bourg-la-Reine primipare et bien constituee, parvenue sans accident au deux cent soixantieme jour de sa grossesse, a mis au monde un enfant viable, mais mediocrement developpe

L'accouchement ayant subi un temps d'arret au moment ou a tête s engageait au detroit inferieur, je crus devoir appliquer le forceps pour hater le travail, qui commençait à se compliquer de phenomenes eclamptiques Bientôt de douces tractions amenerent a l orifice vulvaire la tete du fœtus, la fin du travail et l'expulsion du delivre s'effectuerent tres heureusement Je n'eus rien de particulier à noter pour les suites de couches. L'enfant a des membres delicats et greles, mais il est bien conforme.

Au bout de trois semaines, la famille me fit appeler pour constater une tumeur qui se developpait sur la partie laterale du cou de l'enfant, tumeur que l'on croyait être un abces. J'examine et je trouve a la partie antero supérieure de l'insertion sterno-mastoidienne droite une induration circonscrite et mobile, grosse comme une noix, et de forme oblongue Je reconnais qu elle appartient au tissu musculaire et qu'elle devient plus saillante par suite des cris et des efforts de l'enfant. Je n'institue pour tout traitement que des fomentations emollientes sur le siege de la tumeur.

Aujourd'hui, c'est-a-dire cinq semaines apres le premier examen de la lesion, je remarque une diminution notable dans le volume de la tumeur. Une pression assez energique n'y eveille aucune douleur

Observation II

Tumeur du sterno-mastoidien chez un nouveau-ne (1).

Chez un enfant de quatre semaines adresse par le D[r] Sutter a l'hopital Saint Bartholomew, le 11 fevrier 1857, le muscle sterno-mastoidien droit etait envahi dans les trois quarts environ de son etendue par trois indurations dures comme du cartilage, irregulierement spheroidales Le muscle ne pouvait s'etendre ni la face se tourner du cote oppose Cet etat avait ete remarque deux semaines après la naissance L'enfant d ailleurs etait bien portant

Des frictions iodees, l'usage interne de l'iodure de potassium a petites doses et l'huile de foie de morue firent disparaitre ces grosseurs, mais le muscle resta petit et dur

(1) Dr Paget *Union medicale*, 25 mars 1865

Observation III

Tumeur du sterno-mastoïdien chez un nouveau-né (1)

Un enfant de deux semaines très bien portant, admis en septembre 1863 à l'hôpital St-Bartholomew, portait une tumeur envahissant la moitié antérieure du sterno-mastoïdien. Après l'emploi de frictions iodées elle était presque disparue au mois de février 1862.

Observations IV, V et VI

Induration chronique du muscle sterno-mastoïdien par le Dr Wilks (2)

Le premier enfant était âgé de sept semaines quand la mère se présenta à l'hôpital parce qu'elle avait remarqué une dureté sur le côté droit du cou. A la place du sterno-mastoïdien de ce côté on sentait une sorte de corde dure et tendue, dont le bord interne était très saillant. On ne la relâchait pas en fléchissant la tête, mais on pouvait alors la saisir plus facilement entre les doigts et constater qu'il s'agissait bien d'une induration du muscle, et non d'un chapelet de ganglions. L'enfant paraissait du reste bien portant et ne présentait aucune trace de syphilis.

M. Wilks prescrivit néanmoins du mercure à la chaux et un onguent avec de l'iodure de potassium. Au bout de six semaines l'induration avait notablement diminué.

La seconde malade, âgée de cinq semaines, portait depuis le moment de sa naissance une tumeur dure du côté gauche du cou. Elle était également formée par une altération analogue du muscle sterno-mastoïdien. La consistance de ce muscle était presque ligneuse, analogue à celle d'un tissu fibreux extrêmement serré. L'enfant était de belle taille, elle paraissait bien portante et ne présentait aucune trace d'infection syphilitique. On employa le même traitement que dans le cas précédent, et l'enfant était convalescente quand elle quitta l'hôpital.

(1) Dr Paget. *Union médicale*, 25 mars 1865.
(2) *The Lancet*, 1862.

Dans le troisième cas il s'agissait encore d'un enfant de quelques semaines seulement, et l'induration diminuait rapidement quand on le perdit de vue.

Outre les observations que nous venons de rapporter, il existe dans la science un certain nombre d'autres faits de tumeurs du muscle sterno-cléido-mastoïdien, chez des enfants nouveau-nés. Melchiori en cite trois cas dans les *Annali di omodei*, et M. le professeur Dolbeau en a vu un exemple à la consultation de l'hôpital Saint-Louis. Le docteur Frédéric Taylor (1) rapporte un cas d'induration sterno-mastoïdienne observé chez un enfant âgé de quatre semaines. Le petit malade présentait en même temps une éruption syphilitique; il mourut, pendant le traitement antivénérien, d'une broncho-pneumonie.

L'année dernière, à la consultation de l'Hôpital des Enfants, M. Blanchez observa trois faits analogues, qui firent le sujet d'un mémoire d'internat présenté par M. Planteau. Ce mémoire n'a pas été publié, mais M. Blanchez en a fait dernièrement l'analyse dans la *Gazette hebdomadaire*. Ce même journal relate un fait observé par M. le docteur Peraté.

Anatomie pathologique. — L'anatomie pathologique de cette lésion est très-peu connue; Frédéric Taylor est le seul, à notre connaissance, qui ait eu la bonne fortune de faire l'autopsie d'un enfant ayant présenté pendant la vie une induration chronique du muscle sterno-mastoïdien. Cette partie de notre travail sera donc forcément incomplète. Voici, du reste, ce que Taylor a observé :

(1) Medical Times 28 novembre 1874

Après la mort, on trouva sous la peau une masse dure, bosselée, occupant la partie inférieure du muscle et mobile sous la peau. A la dissection, on constata que le muscle sterno-mastoidien était parfaitement isolé des tissus voisins. L'extremité sternale était surtout indurée, et l'induration, à l'œil nu, présentait les caractères du tissu musculaire seulement. Au microscope, pourtant, les parties les plus denses parurent formées presque entièrement de tissus fibreux blancs (white fibrous tissue), dont les éléments remontaient au delà des limites de l'induration, séparant et isolant les fibres musculaires. Il y avait aussi un développement anormal du tissu fibreux dans la portion claviculaire du muscle sterno-mastoidien. Dans aucun point, on ne put découvrir d'elements cellulaires jeunes, tous étaient à l'état de fibrille. » Il s'agit donc, selon toute apparence, d'une production fibreuse ayant pour point de départ le tissu conjonctif interstitiel, et résultant d'une inflammation chronique du sterno-mastoidien.

Etiologie. — Certains auteurs, Frédéric Taylor entre autres, attribuent l'origine des tumeurs sterno-mastoidiennes des nouveau-nés à la syphilis congénitale Telle n'est point notre opinion. Les lésions syphilitiques des muscles sont, en effet, très-rares chez les enfants du premier âge (Lancereaux), et, de plus, dans tous les cas rapportés plus haut, sauf celui de Taylor, il a été impossible de constater aucune trace de syphilis héréditaire. Nous pensons, et, en cela, nous sommes heureux de pouvoir nous appuyer de l'opinion de M. Bla chez, nous pensons, disons-nous, qu'il faut rapporter la lésion qui nous occupe à des tiraillements, à des contusions produites pendant le travail de l'accouchement Si nous examinons les cas où les circonstances de la parturition ont été notées, nous trouvons que, dans tous, le travail a été laborieux Dans les trois cas de M. Blachez, les enfants sont venus par le siége, et l'expulsion de la tête a nécessité des tractions énergiques. Dans les cas de MM Labalbary et Peraté, les enfants sont nés en présentation du sommet, mais on a dû appliquer le forceps. Nous croyons que ces tractions, que cette application du forceps ont produit un tiraillement, une contusion des fibres du sterno-mastoïdien, à la suite de ce tiraillement, de cette contusion, le sterno-mastoïdien, comme tous les muscles soumis aux mêmes influences, est devenu le siége d'une inflammation chronique, dont le résultat a été la production de ce tissu fibreux interstitiel qui constitue la tumeur. Nous disons tiraillement, contusion, et non rupture des fibres, considérant que, dans le cas où l'examen anatomique a été fait, la fibre musculaire paraissait intacte. En outre, s'il y avait eu rupture, il y aurait eu certainement une certaine quantité de sang épanché, et la tumeur se serait manifestée peu de temps après la naissance. Or, nous avons vu que son apparition n'avait eu lieu qu'a une époque plus ou moins éloignée, intervalle nécessaire à la production de tissu fibreux, a l'organisation de l'exsudat, à son développement.

Voici, du reste, comment nous concevons le tiraillement la contusion des fibres du sterno-mastoïdien dans les accouchements laborieux.

Dans les accouchements par le siège, quand le tronc est expulsé et que la tête est dans l'excavation, la face en arrière, le côté droit de l'enfant répond à la main droite de l'accoucheur placé en face de la femme. Celui-ci soutenant le tronc avec la main gauche et l'avant-bras, sur lequel est couché le corps de l'enfant, maintient le dos avec la main droite et exerce quelques tractions. Pour peu que la tête ne se dégage pas, l'indicateur de la main droite, introduite dans la bouche de l'enfant, accroche la mâchoire inférieure pour faire basculer le menton. Quand la manœuvre est faite par un accoucheur habile, les tiraillements exercés sur les deux muscles sterno-mastoïdiens sont sensiblement égaux; mais si l'accoucheur est peu expérimenté; si, comme il arrive fréquemment, pressé de terminer l'accouchement, il cherche plutôt à entraîner la tête par des tractions énergiques qu'à la mettre dans la position la plus favorable au dégagement, il arrivera presque nécessairement que les tractions seront plus énergiques d'un côté que de l'autre et que le sterno-mastoïdien de ce côté sera particulièrement tiraillé et meurtri. »

Dans les cas de présentations du sommet, les tumeurs du sterno-mastoïdien ne sont produites qu'après l'application du forceps. Lorsque les tractions sont faites dans l'axe du bassin, les deux sterno-mastoïdiens sont également tendus. Mais supposez que la tête ne se dégage pas et que l'accoucheur, pressé d'en finir, lui imprime quelques mouvements de latéralité, les efforts porteront successivement sur chaque sterno-mastoïdien.

L'un des deux muscles pourra être plus tiraillé que l'autre et celui-là sera le siège de la lésion

Nous croyons que les mouvements de latéralité ne sont pas la seule cause de la tumeur que l'on observe chez les nouveau-nés Dans l'application du forceps, ne peut-il pas arriver que l'une des cuillers placée trop haut, comprime le sterno-mastoïdien et y détermine une contusion dont le résultat sera une inflammation chronique ?

Symptômes. — Lorsqu'on examine un enfant nouveau-né, atteint d'une induration chronique du muscle sterno mastoïdien, on constate sur une des parties latérales du cou, la présence d'une tumeur le plus souvent unique Quelquefois cependant, ainsi que nous l'avons vu dans notre seconde observation due à M Paget, on trouve deux ou même trois indurations, mais c'est le cas le plus rare Cette tumeur est ovoïde, allongée suivant la direction du muscle sterno-mastoïdien, elle devient plus saillante lorsque l'on relève le menton de l'enfant. En même temps que l'existence de la tuméfaction, on constate une déviation de l'extrémité céphalique. Si la tumeur siège à droite, la tête est inclinée de ce côté et la face est plus ou moins tournée du côté gauche. Si la tumeur siège à gauche, la déviation est nécessairement inverse

La peau présente sa coloration normale ou bien elle est légèrement rosée, mais il n'y a pas d'augmentation de la température locale.

La douleur spontanée est nulle ou du moins très-peu prononcée, mais l'enfant crie quand on presse sur la tumeur ou quand on tend le muscle. Cette douleur est surtout marquée dans les premiers jours; par la palpation, on constate que la tumeur est élastique, d'une dureté cartilagineuse, non fluctuante. Son volume est généralement celui d'un petit œuf de pigeon. Elle n'adhère point aux parties profondes. Lorsqu'on incline fortement la tête du côté malade et qu'en même temps on saisit la tumeur entre deux doigts on constate qu'elle acquière un peu plus de mobilité, lorsque, au contraire, on relève le menton, la tumeur se tend et s'immobilise. Cette manœuvre démontre qu'il s'agit bien d'une induration du sterno-mastoïdien et non d'un ganglion hypertrophié.

Les mouvements du cou sont peu gênés, mais il est difficile de redresser la tête.

Enfin un renseignement important est fourni par les parents du petit malade sur l'époque d'apparition de la tumeur : c'est seulement deux ou trois semaines après la naissance de l'enfant qu'ils s'aperçoivent de l'existence d'une tumeur sur le côte du cou. Leur attention est éveillée par une inclinaison de la tête sur une des épaules, avec rotation de la face du côté opposé.

La terminaison ordinaire de ces tumeurs est la résolution, mais la durée est généralement longue.

Diagnostic. — Le diagnostic du siége de la tumeur est facile. L'existence d'une tumefaction et d'une douleur sur le trajet du muscle sterno-mastoïdien, la mobilite ou l'immobilité de la tumeur suivant l'état de relâchement ou de tension du muscle lèveront tous les doutes a ce sujet.

Le diagnostic de la nature de la lésion ne présente pas non plus de tres-grandes difficultés. Elle pourrait être confondue avec un torticolis dû aux manœuvres obstétricales, avec une tumeur sanguine du cou, avec une tumeur syphilitique du sterno-mastoidien Dans le torticolis, il n'y a point de tumeur, la douleur est beaucoup plus vive, il y a une concavité du côte lésé, les symptômes se prononcent a une époque beaucoup plus voisine de la naissance

Les tumeurs sanguines du cou qui se produisent pendant l'extraction du fœtus peuvent occuper le sterno-mastoidien. Mais on se guiderait sur l'epoque d'apparition de la tumeur, qui acquiert dès les premiers jours le maximum de son volume, sur la fluctuation, l'ecchymose des parties voisines.

Quant aux tumeurs syphilitiques du sterno-mastoidien, elles n'ont jamais ete observées chez les enfants du premier âge, les lésions musculaires faisant generalement defaut dans la syphilis heréditaire (Lancereaux).

Pronostic. — Les tumeurs du muscle sterno-mastoidien des nouveau-nés sont considérées généralement comme peu graves, bien qu'elles mettent un certain temps a disparaître. Toutefois nous ferons observer que dans presque tous les cas les enfants n'ont pas ete suivis jusqu'à leur complète guerison. « Peut-être faut-il attribuer certains cas de développement incomplet d'un des côtés du cou a une lesion de cette espèce. » F. Taylor.

Traitement. — La guérison ayant ete obtenue par

des fomentations émollientes des onctions avec l'onguent napolitain belladone ou une pommade à l'iodure de potassium, c'est à l'une ou à l'autre de ces médications qu'il faudra avoir recours. La syphilis héréditaire étant étrangère à la production de ces tumeurs, nous regardons l'emploi de l'iodure de potassium à l'intérieur comme inutile

§ II *Tumeurs syphilitiques.*

Observation I (Inédite)

Gomme au niveau de l'insertion sternale du sterno-cléido-mastoïdien, service de M. Duplay

Jeanne Delarel, agée de 68 ans, journalière, entre a l'hôpital St Antoine, salle Ste Marthe, le 16 octobre 1874 Elle raconte avoir ressenti, il y a une quinzaine de jours, une douleur assez vive dans le coté droit du cou, douleur qui s'exasperait dans les mouvements de la tete Deux ou trois jours apres, une tuméfaction serait apparue à la partie inferieure et anterieure de la region cervicale Invitee a en preciser le siege, la malade indique tres-nettement le point d'attache du tendon sternal du sterno-cleido-mastoidien La tumeur etait douloureuse, et la peau legerement rouge

Le 17 octobre On trouve a la partie interne et inferieure du tendon sternal du muscle sterno mastoidien une tumeur grosse comme une noisette, aplatie, mal circonscrite, tres vaguement fluctuante, adherente au tendon du muscle, et tres-peu douloureuse Les parties molles, qui recouvrent l'insertion du sterno mastoidien au sternum, sont le siége d'un empatement dur Lorsque la malade fait des mouvements d'abduction et de circumduction du bras, elle ne ressent aucune douleur dans l'articulation du sterno-claviculaire. Cette absence de douleur dans les mouvements de l'articulation eloigne l'idee d une arthrite Les renseignements très vagues que l'on obtient sur les antécédents, ne permettent ni de nier, ni d'affirmer sûrement l'existence d'une syphilis constitutionnelle

On applique un emplâtre de Vigo loco dolenti, et on prescrit l'iodure de potassium à l'intérieur à la dose de 0,50 centig

Le 24 — La tumeur a notablement diminué On peut alors constater plus facilement l'adhérence de cette tumeur avec la portion tendineuse du muscle sterno mastoïdien

L'iodure de potassium est continué à la dose de 1 gramme

Le 30 — La malade est presque complètement guérie La tuméfaction a disparu à peu près entièrement La malade sort de l'hôpital et continuera à prendre chaque jour 1,50 d'iodure de potassium

Observation II (Inédite)

Gomme de la région sterno-claviculaire droite, service de M Duplay

Delphine Bourguignat, âgée de 54 ans, entre à l'hôpital Saint-Antoine, salle Sainte-Marthe le 5 mars 1875 Il y a trois semaines elle a reçu un seau d'eau froide sur la tête A la suite de ce refroidissement la malade a vu survenir une fluxion du côté droit du visage fluxion douloureuse qui a laissé à sa suite une induration, non adhérente aux parties profondes. Peu de temps après la région de l'articulation sterno claviculaire droite s'est également tuméfiée et est devenue douloureuse

6 mars Le sterno mastoïdien droit est plus saillant que celui du côté opposé et en même temps plus contracturé La région de ce muscle est le siège d'une induration qui du point d'attache du tendon, au sternum, remonte jusqu'à 3 centimètres sur la partie inférieure du corps charnu. La peau a conservé sa coloration normale et il n'y a pas d'élévation de la température locale La tumeur est peu sensible et le point le plus douloureux paraît être l'interligne de l'articulation sterno-claviculaire Cependant les mouvements d'abduction et de circumduction du bras ne provoquent aucune douleur On ne trouve aucun antécédent diathésique Cependant la malade a fait une fausse couche de huit mois à l'âge de 19 ans.

Comme traitement on prescrit de l iodure de potassium a l'intérieur, 0,75 centig. par jour. La malade se levera et continuera a se servir de son bras droit Aucun topique n'est applique sur la tumeur

Le 11. L'induration a sensiblement diminue.

Le 17 La malade demande a sortir La tumeur a presque completement disparu et il reste a peine au niveau de l'insertion du tendon sternal une petite induration grosse comme une petite noisette.

La malade continuera a prendre chaque jour 2 gr d iodure de potassium

OBSERVATION III

Gomme des sterno-mastoidiens Bouisson, de Montpellier Contribution a la chirurgie.

J.-B, Ser .. age de 55 ans, atteint de syphilis il y a quelques annees, s'est offert pour la premiere fois a mon observation le 25 juin 1845 Il presentait une eruption du cuir chevelu des douleurs osteocopes et une grande ulceration du voile du palais. Traite par la liqueur de Van Swieten il fut considerablement ameliore, mais l'ulceration du voile du palais persistait encore, Ser. , cessa de se soigner, l ulceration s'agrandit, la luette tomba, la paroi posterieure du pharynx fut envahie ainsi que l'orifice glottique Le malade, traite de nouveau par le mercure et soumis au regime lacte, eprouva une amelioration reelle mais passagere.

Quelques mois apres Ser . , s'aperçut du developpement d une tumeur sur la partie anterieure du cou, en meme temps que les douleurs se reveillaient dans les os des membres Ne soupçonnant pas la nature syphilitique de ces nouveaux symptomes Ser , ne s'en preoccupa que lorsque la tumeur eut acquis un developpement assez considerable et qu'elle commença a gener la respiration. C'est alors qu'il vint me trouver et voici en quel etat je trouvai cette tumeur

La partie la plus volumineuse correspondait a la poignee, du sternum, au niveau de l insertion des muscles sterno mastoidien

Elle avait dans ce point le volume d'une orange et paraissait un peu bilobée, chaque lobe correspondant lui-même à l'insertion inférieure des muscles désignés. L'extrémité supérieure de chaque lobe se prolongeait dans la direction des muscles sterno-mastoïdiens à peu près jusqu'à la hauteur de l'os hyoïde. Le muscle était triple de volume de chaque côté et faisait par conséquent un relief considérable. L'ensemble de la tumeur représentait une sorte de coude semi-elliptique renflée au point de jonction qui correspondait au sternum.

Cette tumeur était d'une dureté remarquable, surtout au niveau de son prolongement le long du cou, elle n'offrait, du reste, aucune trace de fluctuation, ni de disposition lobulée de densité inégale. Aucun battement ne s'y faisait sentir et la peau qui la recouvrait ne présentait ni adhérence, ni coloration anormale. La portion libre des sterno-mastoïdiens était contractile, mais une raideur complète empêchait la contraction de la moitié inférieure de ces muscles et cette disposition gênait les mouvements du cou, particulièrement ceux de flexion. Du reste, il y avait peu de sensibilité à la pression, et la douleur était sourde et contusive et s'exaspérait pendant la nuit et les temps humides.

Comme traitement, je prescrivis des frictions à l'hydriodate de potassium et 50 centigrammes d'iodure de potassium à l'intérieur.

Huit jours après l'emploi de ce traitement, il existait une amélioration notable. La résolution de la tumeur avait commencé, l'iodure de potassium fut porté à la dose de 75 centigr. par jour. Dès le vingtième jour, la tumeur avait diminué de moitié et son décroissement suivit une proportion uniforme, à mesure que l'influence spécifique et résolutive de l'iodure de potassium se prolongea.

Un mois après le commencement de son administration, la portion sternale de la tumeur avait disparu. Les muscles sterno-mastoïdiens avaient repris leur volume primitif, mais leur tiers inférieur était resté tellement dur, qu'on aurait dit qu'un noyau osseux occupait le centre.

L'iodure de potassium fut prolongé pendant un mois encore près la guérison, à la dose de 2 gr. par jour Aucune récidive ne s'est manifestée et le malade paraît guéri.

Observation IV.

Gomme du sterno-mastoïdien gauche Salomon (1)

Un garçon meunier, âgé de 44 ans, fut atteint de syphilis Pendant son traitement par le mercure, il s'aperçut d'une petite tumeur, indolore, arrondie, mobile, derrière l'oreille gauche Peu à peu, la tumeur s'augmenta et au moment où M Salomon la vit, elle était allongée, bosselée, et s'étendait de l'apophyse mastoïde gauche à un demi pouce de la clavicule Elle n'était pas douloureuse, mais gênait le malade au point de lui faire incliner la tête à gauche Sur l'avis de Langenbeck, on plaça un seton le long du bord postérieur du sterno-mastoïdien. On donna de la teinture d'iode à l'intérieur et comme le malade la supportait mal on alterna avec la poudre de soufre doré et la ciguë, pour boisson on prescrivit une décoction de bois sudorifiques Au bout de quatre mois, le volume de la tumeur avait diminué des deux tiers On fit des frictions avec la pommade stibiée et bientôt il ne resta plus que deux petites tumeurs, l'une au cou au niveau de l'apophyse mastoïde, l'autre au-dessus de la clavicule Elles finirent par suppurer et le malade ne fut guéri qu'au bout de dix mois

M. Tatum (2), chirurgien de l'hôpital Saint-Georges, à Londres, a vu trois cas de tumeurs circonscrites du sterno-mastoïdien et qui disparurent sous l'influence de l'iodure de potassium.

L'auteur suppose que ces tumeurs étaient l'effet d'une inflammation chronique et résultaient du dépôt

(1) Archives générales de médecine 1846 t XI.
(2) *The Lancet*, 1er February, 1845

de lymphe coagulable entre les fibres du muscle. Sur l'un des trois malades, une tumeur semblable se développa plus tard dans la portion claviculaire du grand pectoral, mais cette dernière était adhérente a la clavicule et se continuait vraisemblablement avec le périoste. M. Tatum pense que si le traitement n'avait pas enrayé les progrès de la maladie, un depot osseux se serait probablement forme dans les tumeurs et aurait remplace le tissu musculaire. Il attire particulièrement l'attention sur l'influence tres-nette de l'iodure de potassium et sur l'inefficacite des autres médicaments

M. Curling a vu également un cas d'induration sterno-mastoidienne ressemblant a du cartilage. La tumeur disparut sous l'influence de l'iodure de potassium

Symptômes. — Lorsqu'on examine un malade atteint de gomme du sterno mastoidien, ce qui frappe au premier aspect c'est la tuméfaction du muscle. Dans trois de nos observations, la partie inférieure, et surtout le tendon du faisceau sternal etait le siége de cette tuméfaction. Dans les deux premières, la lésion était presque entierement limitée à ce tendon; chez le malade de M. Bouisson, la partie la plus renflee correspondait à l'insertion sternale du muscle sterno-mastoidien. Quelquefois cependant, et c'est le cas du malade de M. Salomon le muscle tout entier est tuméfié. D'autres fois enfin, il existe une ou plusieurs petites tumeurs dans l'épaisseur du corps charnu.

Ces tumeurs sont dures, mais à un degré variable suivant leur âge et leur mode de terminaison.

D'une durete médiocre au début, elles deviennent fluctuantes lorsque la matière qui les forme se convertit en pus ou en liquide gommeux; elles deviennent au contraire très-consistantes si leur résolution n'ayant pu s'effectuer elles subissent les divers degrés d'induration qui sont la conséquence d'un grand nombre d'inflammations chroniques La forme de ces tumeurs est généralement globulaire, leur volume qui varie de la grosseur d'une noix à celui d'une orange, peut être assez considérable pour gêner la respiration La tumeur est plus ou moins mobile suivant l'état de relâchement ou de tension du muscle.

Les tumeurs syphilitiques du sterno-mastoïdien sont géneralement peu sensibles a la pression, et la douleur spontanee est sourde contusive comme celle de la periostite syphilitique. Cette douleur s'exaspère pendant la nuit et les temps humides

La peau ne présente ni d'adhérence, ni de coloration anormale. Il n'y a point d'élévation de la température locale, si ce n'est au debut quand la tumeur est enflammée, mais les symptômes de l'inflammation disparaissent rapidement. Les mouvements de la tête sont un peu gênés, surtout ceux de flexion.

Les gommes du sterno-mastoïdien se terminent par résolution, par suppuration ou par induration.

Diagnostic. — La position de la tumeur, sa mobilité ou sa fixité suivant l'état de relâchement ou de tension du muscle permettront de placer le siége de la lésion dans le sterno-mastoïdien. Quant à sa nature, la tumeur syphilitique du sterno-mastoïdien pourrait être confondue avec un abcès froid, un hématôme, une tumeur osseuse, une tumeur érectile de ce muscle.

Les abcès froids musculaires sont tellement rares que ce diagnostic doit être éliminé le premier de tous L'existence d'antécédents syphilitiques permettrait d'éviter toute erreur.

Les tumeurs hématiques ont un développement très-long ; ce seul signe permettra d'établir le diagnostic.

Les tumeurs érectiles sont congenitales. Or, nous savons que les lésions musculaires de la syphilis héréditaire sont très-rares Cette notion seule permettra de ne pas confondre les tumeurs syphilitiques du sterno-mastoïdien avec les tumeurs érectiles de ce muscle.

Au reste, dans tous les cas où la nature de la lésion ne peut être suffisamment établie par les signes que nous venons de rapporter, il nous reste un moyen précieux de diagnostic : l'emploi du traitement antisyphilitique. Toutes les fois qu'une tumeur du sterno-mastoïdien diminue rapidement de volume sous l'influence de l iodure de potassium, on peut se tenir assuré de sa nature spécifique.

Pronostic. — Le pronostic des tumeurs syphilitiques du sterno-mastoïdien est peu grave en lui-

(1) *Gaz des Hop* , 1860.

même ; mais en considérant que ces gommes sont la manifestation de la troisième période de la syphilis, on conçoit que le pronostic soit fâcheux ; c'est le pronostic de la syphilis constitutionnelle.

Cependant si le traitement est suivi en temps voulu, les muscles reprennent leur souplesse et guérissent parfaitement. « Si l'on arrive à un moment où la tumeur est devenue le siége de modifications déjà anciennes qui ont altéré les fibres musculaires, le traitement réussit bien encore à faire résorber la tumeur, mais le malade conserve une difformité plus ou moins considérable... le muscle s'atrophie, se raccourcit et entraîne le membre dans le même sens. » Nélaton.

Le torticolis peut donc être la suite d'une gomme du sterno-mastoïdien non ulcérée, à plus forte raison suivra-t-il la suppuration de la tumeur syphilitique.

Traitement. — Le traitement est celui des accidents tardifs de la syphilis L'iodure de potassium sera employé à dose croissante en commençant par 50 centigrammes et l'on arrivera à donner, au bout d'une dizaine de jours, 2 grammes dans la journée.

On pourra appliquer, en même temps, *loco dolenti*, un emplâtre de Vigo.

— A. PARENT, imprimeur de la Faculté de Médecine rue M le Prince 29 31

www.ingramcontent.com/pod-product-compliance
Ingram Content Group UK Ltd.
Pitfield, Milton Keynes, MK11 3LW, UK
UKHW020410220726
13923UKWH00004B/1855

9 782019 656508